AF474933

96

CURATION

DE

L'ALIÉNATION MENTALE

PAR

JULES ALLIX

INTRODUCTION

— « Que faut-il faire? » — « **LA CURATION.** »
JULES ALLIX.

PRIX : **60** CENTIMES

PARIS
J.-B. BAILLIÈRE ET FILS
LIBRAIRES DE L'ACADÉMIE IMPÉRIALE DE MÉDECINE
19, rue Hautefeuille, près le boulevard Saint-Germain.

SEPTEMBRE 1867

CURATION

DE

L'ALIÉNATION MENTALE

PAR

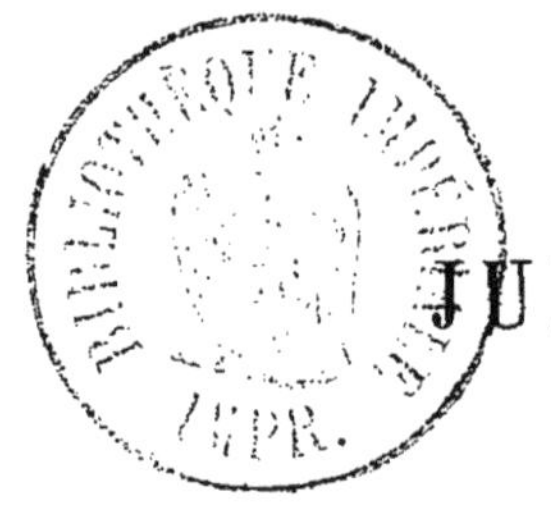

JULES ALLIX

LETTRE AU SÉNAT

— « Que faut-il faire? » — « **LA CURATION.** »

JULES ALLIX.

PRIX : **50** CENTIMES

PARIS

J.-B. BAILLIÈRE ET FILS

LIBRAIRES DE L'ACADÉMIE IMPÉRIALE DE MÉDECINE

19, rue Hautefeuille, près le boulevard Saint-Germain.

JUILLET 1867

PARIS. — TYPOGRAPHIE WALDER, RUE BONAPARTE, 44.

CURATION

DE

L'ALIÉNATION MENTALE

Les Médecins et les Philosophes sont en ce moment très-occupés.

— « A l'ordre du jour de leurs études, ils ont mis la Folie. »

* * *

Pardon, — *démence* ou bien *folie*, ces deux mots étant vieux, le Dr Pinel aidant, on a trouvé moyen d'en adopter un autre, — qui est moins clair pour le public, — mais qui s'applique à beaucoup plus de cas dits morbides. On appelle la folie l'*Aliénation mentale*, et les malades sont nommés *Aliénés*.

Je ne discute pas, je constate.

Donc, la médecine et la philosophie sont dans un grand émoi, — pour la question des « *aliénés*. »

Tous les auteurs sont compulsés : les anciens, les modernes; il s'agit, en effet, d'améliorer une législation toute neuve, vieille tout au plus de trente années, et dont les résultats sont démontrés mauvais.

Ainsi, d'un côté, les médecins généralisent les noms et multiplient les maladies et les malades, pendant que, de l'autre, des philosophes législateurs, qui ne connaissent la maladie en question que par son nom, sont chargés d'étudier la meilleure législation... qu'il faudrait y appliquer.

Tout d'abord, on ne voit pas bien comment des philosophes, qui ne sont pas médecins, ou bien des médecins, qui ne sont guère philosophes, sont chargés, l'un par l'autre, ou les uns par les autres, de s'entendre tous deux, entre eux, pour traiter un sujet.

En second lieu, en supposant qu'ils se puissent entendre, on ne voit pas trop comment, ni sur quelle base ils s'appuient ou se fondent, pour juger en souverains — l'aliénation mentale.

Le médecin, philosophe ou non, étant cru sur parole, à quoi bon la législation?

Le législateur, d'autre part, ne sachant pas juger si le malade est « *fou* ou *non*,» comment peut-il vouloir,—*legis causâ*,—faire obstacle aux médecins qui sont crus sur parole?

— « Il y a du *quiproquo* — dans ces positions-là. »

— « Je ne dis rien des intentions: Je les suppose bonnes chez tous. Je constate l'opposition des situations et des fonctions ; je dis la loi « insuffisante ou malfaisante, » et je dis le médecin ou éclairé ou... ignorant.

— « Supposant donc les bonnes intentions, et puis aussi la science des médecins, qui sont crus, — auxquels aussi nous devons croire, — je m'adresse à ceux-ci, et je les prends à part. »

* *
*

Vous avez généralisé l'*aliénation* dite *mentale*, et demandé et obtenu des *asiles* magnifiques, pour les soins qu'il vous plaît de leur vouloir donner.

Je n'examine pas si vous vous êtes trompés au premier diagnostic. Je vous suppose savants et de bonne intention; je vous uppose instruits et capables d'intelligence.

Appelés que vous êtes à juger la Raison des autres, il est clair qu'à part vous, vous êtes sûrs de la vôtre, et de toutes les raisons, et de toutes opinions, que chacun peut avoir. Vous êtes donc des savants de premier ordre, et de plus logiciens du meilleur acabit. Je le suppose, bien entendu.

Alors, acceptant tout comme vous me le montrez,— puisque votre logique est *infaillible*, ou bien supposée telle, je m'en rapporte à vous, et voici ce qu'apprend votre science officielle. Je résume vite, mais c'est exact :

— « On ne sait pas ce que c'est que l'*aliénation mentale*. On l'appelait autrefois *la folie*, et l'on ne sait pas non plus ce que c'est que la folie. Les anciens ne le savaient pas mieux; mais, dans l'antiquité, Hippocrate n'a pas voulu croire ce qu'en disaient d'autres savants qui, Eux pourtant, *la guérissaient*. »

— « Comment! dit le public, on peut donc guérir la folie! »

— « Oh! dans l'antiquité, les médecins, qui alors aussi étaient prêtres, le savaient faire; mais ce n'était alors que la folie. Depuis qu'on la connaît sous le nom d'aliénation mentale, on ne s'y reconnaît plus, — et les malades dits aliénés sont tous devenus des « *Incurables.* » — « Nul ne les guérit plus, ni les médecins, ni les prêtres. »

— « Au contraire, on les multiplie. »

— « On vous répond que l'Ellébore d'autrefois n'a plus les mêmes propriétés ; »

— « Que les climats et les climatures ont été modifiés; »

— « Que les Lieux aussi sont changés. »

Je ne sais point tout ce que l'on ne dit pas; mais je sais bien que ce que l'on nomme *la folie* est une maladie guérissable; que certaines personnes, et notamment des rois, ont quelquefois passé pour avoir la propriété de la guérir; — et que, si l'aliénation mentale est la même chose, comme ils le disent, il m'est facile, à moi, d'en faire la guérison.

— « Mais, me dit-on tout de suite, les Médecins la disent « *incurable.* »

— « Non, non, messieurs les médecins ne peuvent pas dire cela. » — « Voici ce qu'ils disent :

Ils distinguent savamment les cas divers, la folie de naissance ou d'origine, qu'ils appellent *Idiotisme* ou folie congéniale, qu'on ne peut pas guérir, parce que ce n'est pas en effet une maladie, mais un vice organique avec lequel il faut vivre ou mourir; — puis la *Démence*, *insania*, folie réelle, — furieuse ou non, — qui suppose perdue la raison qu'on avait, et qu'ils disent incurable, — parce qu'ils ne peuvent pas en effet la guérir. »

— « Si c'est là tout ce qu'ils nomment Aliénation mentale, je conviens avec eux que la seule chose à faire, c'est de protéger les malades, contre eux-mêmes et pour tous, dans des Asiles publics disposés à cette fin. »

— « Mais, c'est que précisément ces cas-là sont les rares. »

— « Il y en a parbleu beaucoup d'autres : — « Le *délire*, la *manie*, la *monomanie*, la *lypémanie*, la *mélancolie*, l'*éro-*

» *tomanie*, les *hallucinations* de toutes sortes, les désirs de » *suicide*, la *pyromanie*, la *théomanie*, la *démonomanie*, la *zoan-* » *thropie*, et bien d'autres; — puis enfin, la *stupidité* ou *torpeur* » *paralytique*, qu'ils nomment aussi *paralysie*. »

— « Eh bien, tous ces cas-là, excepté le dernier, la *paralysie vraie*, si en effet « paralysie » il y a, je les affirme guérissables. »

— « Il y a mieux, je m'engage à le démontrer; car je puis prendre, moi, l'engagement de les guérir. »

— « Mais, m'oppose-t-on, vous n'êtes pas médecin. »

— « Justement, c'est pour ça. La guérison de ces choses-là n'est pas du ressort de la médecine. »

— « Dans l'antiquité, ceux qui les guérissaient n'étaient pas médecins, mais prêtres. »

— « Depuis, on a souvent guéri ces cas divers par l'Exorcisme, et, c'est si vrai, que toutes les religions, dans l'antiquité aussi bien que dans le temps présent, ont toujours eu dans leurs missions des titulaires *Exorciseurs*. »

— « On en rit, mais la chose est telle, — et *vraie!* »

— « Depuis que la médecine a progressé, les médecins ont pris à leur charge les cas soignés par les Religions, puis en ont fait des « incurables. » — « Mais ce n'est pas pour cela un motif de nous dire que ce qu'ils ne savent pas guérir, d'autres plus avisés ne le sauraient pas faire. » — « J'affirme donc « la CURATION RÉELLE, » et même pour moi facile, de tous les cas énumérés dans ce qu'on nomme l'aliénation mentale, à l'exception toutefois de ceux où l'organisme est déjà sous l'empire d'une *obsession* trop prolongée, ou bien encore de ceux que la médecine usuelle a pu rendre incurables. »

— « Je laisse de côté l'*idiotie* congéniale, puis la *démence*, qui a déjà *lésé* ou bien *paralysé* l'organisme, puis enfin la *torpeur* dite paralytique, » — « non pas, parce que ces trois cas-là sont tout à fait irrémédiables, mais, parce que ce sont des résultats que la médecine *produit*, ou du moins qu'elle *n'empêche pas*, et que, d'ailleurs, ce sont là les *trois* cas graves, pour lesquels il faut des asiles. »

— « Mais, tous les autres cas, je les dis très-nettement curables, et je m'engage à le prouver, en ajoutant toutefois que ce n'est pas, en effet, la médecine dont on use, qui, telle qu'elle est, les peut guérir. »

Cela dit, je veux maintenant présenter quelques considérations que je crois importantes, en ce moment surtout, à l'occasion des Pétitions qu'on soumet au Sénat.

* * *

J'ai fait ci-dessus l'affirmation positive que je puis, moi, guérir l'aliénation mentale, en m'engageant à le prouver. A présent que l'on met en cause l'étude nouvelle de la loi, que va-t-on faire et rechercher?

Les médecins ne guérissant pas, on s'arrange pour avoir des asiles en grand nombre, c'est logique.

Si l'on guérissait, au contraire, on devrait aviser à en diminuer le nombre.

Dans la vue d'étudier de près, et avec suite, on a construit l'asile clinique Sainte-Anne, à Paris, dans de bonnes conditions hygiéniques, je le reconnais. Eh bien, dans ces circonstances-là, que va-t-on faire?

Si l'asile en question, — fait pour l'étude, — arrivait à vous démontrer la guérison possible, sans doute que vous demanderiez d'autres asiles de ce modèle.

Mais, si la guérison démontrait justement que les asiles sont *contagieux*, et que ce n'est pas lui, l'asile seulement, par lui-même, qui peut guérir, — contrairement à ce que disent les médecins, — mais bien des soins tout autres, que, d'ailleurs, je vais dire, — est-ce que vous diriez que les asiles sont bons?

Entendons-nous. L'asile Sainte-Anne est très-bien disposé, — pour l'étude et pour tous les soins à donner aux malades, — mais au point de vue de la médecine, — qui, elle, ne peut la guérison. — Il est bien disposé pour l'Administration.

Si vous voulez chercher à guérir les malades dits aliénés, évitez les asiles, c'est ce que je vais, moi-même, tout d'abord, vous montrer.

Pour les cas incurables, ayez-en comme celui de Sainte-Anne, je le reconnais, c'est d'une bonne disposition pour la vie elle-même et pour l'économie de l'administration.

Mais pesez bien aussi cette considération : — que l'asile en question est pour les « incurables, » — faits ou à faire, — mais qu'il est au contraire *contagieux* et malsain pour tous ceux qui, n'étant que malades, peuvent être guéris ailleurs beaucoup m ieux,—par d'autres soins intelligents, que je vais dire.

Ainsi, pour le Sénat, la question est celle-ci :

— « Les Asiles étant bons pour les fous incurables et mauvais » pour les autres, ne conviendrait-il pas d'apprécier un peu » mieux les cas ? »

* *
*

— « Le médecin, sur sa foi (son ignorance ou sa science), — vous déclare aliéné. Avec tous les respects civils, ou même tout autrement, on vous flanque à l'asile — d'emblée !... et là, vous devenez... ce que vous n'étiez pas. Alors, le médecin, par la suite, et ainsi par lui-même, est justifié. Sa prévision et sa science sont glorifiées. Le malade était bien malade un peu ; mais, ce que la médecine avait craint ou prévu, le médecin, lui, le fait, et le cas devient « incurable ! » — « Quelle garantie la loi peut-elle là vous donner ? » — « La responsabilité des médecins est illusoire, aussi bien que celle des magistrats et de la loi, qui sont censés les surveiller. » — « L'asile, en cas d'erreur, c'est un cercle vicieux, dont le malade est la « victime, » — « et qu'il faut corriger ! »

On le sait bien que c'est ainsi, puisqu'à l'asile Sainte-Anne, précisément, on a eu la très-bonne pensée de vouloir disposer quelques petites Divisions dites d'observation préliminaire.

— « Mais, si les soins que l'on vous donne, dans ces divisions-là, sont les mêmes qu'à l'asile, que fait le nom ? — Préliminaires ou non, toutes les divisions feront de même la Contagion. »

— « En mode préliminaire d'observation, il faut envisager des soins d'autre nature. »

— « Et là, je ne discute pas les questions médicales. Les uns veulent ceci, le Dr Turck demande cela. Chacun a sa méthode et plusieurs ont des cas, qu'ils ont droit d'invoquer pour obtenir confiance. Chacun peut réussir ou se tromper de bonne foi. — Je n'empiète pas sur la médecine, la laissant à elle-même, si elle guérit ; — mais, j'ai le droit aussi de lui demander compte des malheurs qu'elle nous fait, — si elle ne guérit pas. »

— « Alors, vous voulez donc qu'on ait recours aux prêtres ? »

— « Pas du tout ! » — « J'ai cité l'exorcisme, pour montrer

qu'il existe. » — « J'ai nommé ces messieurs pour frayer mon chemin. » — « C'est une comparaison que j'ai voulu que l'on pût faire. »

* *
*

— « Enfin, il y a deux choses à distinguer dans la *folie*, — celle qu'on peut guérir et les cas incurables. » — «La folie réelle : la Démence, et puis l'Idiotie de naissance, — et même, de plus, l'Epilepsie constitutive. — « ce domaine étant l'incurable, les asiles y sont destinés, et c'est bien ; » — « mais, tout le reste, oui, tout le reste étant « curable, » — et même pour moi facilement curable,—«l'asile des aliénés, pour tous ces cas de *maladies mentales*, »—« l'asile même est danger. » — «Il est mauvais dans tous ces cas, tout bon qu'il soit pour d'autres.»—« Si vous voulez guérir, il le faut éviter; car le mal qui y est est contagieux, pernicieux et fatal. » — « Non-seulement on n'y guérit pas, mais on y devient sûrement bel et bien incurable, » — « non, parce qu'on l'était, mais, parce qu'on y gagne l'incurabilité, en fixant pour toujours les germes que l'on a, — par ceux mêmes qu'on y prend, et que l'on n'avait pas.»

— « Les prétendus malades, qui en sortent, dit-on, guéris, n'auraient jamais dû y entrer. On les eût mieux guéris autrement et ailleurs. »

— « Ainsi, les deux classes de malades faites par les médecins sont bien distinctes. Toutes deux sont pour eux l'aliénation mentale, et toutes deux pour eux sont, de plus, incurables. »

— « Eh bien, retenant, moi, cette classification, telle qu'ils l'ont faite, je reprends les noms qu'on connaît ; — je divise simplement les maladies mentales en *incurables* et *curables*. D'une part, c'est la *folie* proprement dite, l'idiotie, la démence et puis l'épilepsie : le domaine ancien incurable ; — de l'autre, tout le domaine nouveau, l'*aliénation mentale* proprement dite, avec tout le cortége bizarre et toutes les formes inouies que décrivent les médecins.—Ce domaine nouveau, «l'aliénation mentale,» c'est le domaine curable, essentiellement curable. » — « C'est donc simple à comprendre que l'on a ainsi à soigner la *folie*, d'une part, incurable, l'*aliénation*, de l'autre, curable; » — « d'où suit après cette conclusion : des asiles pour les *fous* en titres, et, pour l'*aliénation* proprement dite, des moyens certains de guérison. »

— « Il me semble que c'est plus clair. »

— « Mais, disent les médecins, l'*aliénation* en question, c'est le chemin premier de la seconde partie, la *folie incurable.* »

— « Justement, c'est cela, et c'est précisément dans ce chemin, quand on y est, qu'il faut faire qu'on vous guérisse; — mais, à l'asile commun, vous ne le pouvez pas. » — « A l'asile, on obtient l'ordre et la discipline, comme on le dit très-bien; puis, on dispose ensemble des cas semblables ou de même nature; or, c'est justement ça qui fait qu'on ne guérit pas. »

— « Ayant donc avec vous reconnu les deux classes de malades que votre science indique, — tout ce que vous nommez l'aliénation mentale proprement dite, et quel que soit son petit nom, ou son prénom, ou bien sa forme, je le guéris, est-ce précis? »

— « Pas tout à fait. Dites un peu *comment*, et puis citez des *faits.* »

— « Or, voilà justement où moi-même j'en veux venir. »

* *
*

— « Citer des *faits*, — je le puis faire. »

— « Dire le *comment*, — je le puis aussi. »

— « Mais, est-ce sage de le dire? »
— « Est-ce prudent de discuter? »

— « Je ne suis pas médecin, on le sait bien. »

— « Je ne veux pas d'ailleurs, avec eux, de polémique. »

— « Je suis très-averti de leurs moyens d'action, et de toutes les raisons et opinions.... dont ils se servent. »

— « Ils ont, de plus, des privilèges légaux, dont ils sont fort jaloux, et que je n'envie pas. »

— « Si je leur cite un fait, ils trouveront moyen de glisser à côté, pour me dire que ce cas n'est pas assez certain, ni caractérisé ; que le mal n'était pas réel; puis qu'un seul fait n'est pas assez. »

—« Si j'en cite un second, ils diront que je m'*illusionne*, ou que je suis moi-même *halluciné*. » — « Je sais, moi, de bonne part, que leur Raison n'est, elle-même, qu'une illusion ; je n'y ai pas confiance, et je passe à dessein cet article des faits cités ; mais je me mets tout net moi-même à leur disposition,—pour les produire pour eux, avec eux-mêmes, *dans de bonnes conditions*. »

— « Les faits qu'ils demanderont, seront alors ainsi, pour eux-mêmes, —des Epreuves et des Preuves. »

— « Ce Fait lui seul en vaut bien d'autres. »

— « S'ils ne s'y prêtent pas, s'ils ne veulent pas de preuves, tant pis pour eux ; car c'est alors que leurs désirs de guérison, tant affichés, tant publiés, ne sont pas sérieux ! »

— « J'ai fait bien des chemins pour exposer mes preuves. Je n'ai pas réussi par la bonne volonté vers la Médecine ni les médecins. Force alors me fut bien d'employer des moyens,—que je ne vous dis pas,—pour mes Etudes nécessaires des asiles ;—« mais je les connais, soyez en sûrs, tous ces lieux-là, aussi bien, et mieux même, que les médecins en titre. » — « Donc, les choses dont je parle, je les sais, et les faits à citer ne me manqueraient pas ; mais j'aime mieux n'en poser qu'un :

— « Je guéris, moi, les malades dits aliénés. »

— « En voulez-vous avoir la preuve ? —

— « Amenez-les-moi. »

— « Il me faudra huit jours à peine pour enrayer le mal et sauver les malades, — s'il en est temps encore, — si les médecins, par leurs médecines ou leurs asiles, n'ont pas déjà fixé le mal, de manière qu'ils l'aient fait, par leurs soins, — incurable. »

— « Après huit jours passés, c'est ce que moi je pourrai dire. »

— « Car ceux qui guériront par moi pourront l'être de suite, ou bien vouloir, après, deux ou trois mois de soins hygiéniques spéciaux. » — « Mais, dans les huit jours dits, je puis toujours savoir si le mal guérira. »

* * *

Quant au *comment* qui reste à dire, il est compris en ce qui précède, car je ne guéris, moi, — qu'en causant avec les malades; — « par la *Conversation*, si vous voulez ; » — enfin, et plus exactement, « par *la Parole* seulement. »

— « Tiens, mais alors, c'est magnétique ! »

— « Non, ce n'est pas ce qu'on nomme le *magnétisme*. »

— « Et ce n'est pas non plus du *spiritisme*, quoi qu'on en veuille dire, quand je parle de ces choses-là. » — « Je guéris en causant purement et simplement avec le malade qui me parle. » — « Mon moyen de Curation, je le dis, c'est la Conversation. » — « Et j'apprécie, chemin faisant, le mal lui-même, sans qu'on s'en doute. » — « Et le guéris, de même, tout en causant, sans que cela se voie beaucoup, d'abord, et presque aussi, sans que le malade sache si je veux ou non le soigner. »

— « Moi, mon moyen, vous le savez, c'est la Parole, la Parole même, la Parole seule. »

— « J'en pourrais avoir d'autres ou bien les conseiller, la *gymnastique*, ou autre chose, ou bien des *bains*, comme ces messieurs le font en certains cas ; mais, je ne veux pas que l'on puisse dire que je me sers de « *conseils médicaux*, » — « que la loi n'autoriserait pas. » — « Je ne les emploie pas. » — « Je guéris en parlant avec les malades, ou bien en les faisant causer eux-mêmes. »

— « Vous voyez que je suis un chemin analogue aux moyens d'Exorcisme. »

— « Oui, mon chemin, à moi, c'est la Parole elle-même, mais en même temps ma Volonté, — en intelligence même du Bien que je sais faire, — et je cause pour cela tout simplement avec le malade qui me parle. »

— « Ce n'est pas là du magnétisme, quoiqu'il y ait certainement acte de volonté. »

— « Si le malade ne peut parler, car on sait que souvent la langue est fort gênée dans les commencements de ces choses, je commence par faire que la parole revienne, et je *touche* pour cela les nerfs seuls qui y viennent. » — « Pour toucher les nerfs de la langue, on le fait par l'oreille, donc en parlant tout simplement. » — « Le langage et l'oreille sont en correspondance. »

— « Enfin, l'aliénation mentale étant un mal d'intelligence, dans l'intelligence même ou l'entendement humain, j'agis sur l'entendement directement par la parole, et par l'oreille conséquemment. »

— « Et cela me suffit pour guérir, moi, dans tous les cas. »

— « Par imitation, ces messieurs utilisent un peu la musique. »

— « Mais la musique est comme le magnétisme, quand on l'emploie. Elle n'a pas, comme moi, volonté et... quelque intelligence avec — des cas divers à soulager. »

— « Elle est, pour les médecins, comme un médicament, mauvaise ou bonne, selon les cas. » — « Moi, ce que je préfère, en fait de médication, s'il en fallait, — c'est le mouvement gradué, intelligent, rationnel, — gymnastique, en un mot, et puis des lotions fraîches, ou bien des bains bien chauds; mais je ne m'occupe pas, moi, de ces conseils-là, ni de ces moyens. » — « J'enverrai aux Gymnases, s'il le faut, pour cela. »

— « Et les médecins alors suivront là leurs malades, et constateront ainsi les guérisons eux-mêmes. »

— « S'ils sont reconnaissants, ou simplement intelligents, ils citeront de plus ces faits, eux-mêmes, dans leurs volumes, — et peu à peu le Bien se fera. »

— « Moi, je ne spécule pas sur ces choses-là. »

— « Et mes Conversations, comme mes Conseils, dans tous ces cas, sont gratuits, j'en préviens. »

— « Cependant, me dit-on, c'est un service réel, et la justice voudrait qu'on vous le reconnût. » — « Reconnaissants, soyez ; mais, d'abord, que le Bien se fasse; vous le serez après, si vous voulez. »

— « Moi, je connais la loi, et ce que j'annonce là n'a qu'un but, c'est de mettre la Médecine en demeure d'essayer la guérison que je propose. »

— « Si je n'en vois venir près de moi, je me souviens fort bien que j'ai fait, moi-même, des démarches près de plusieurs, —

« pour me voir par eux soupçonné... d'intérêt ou bien d'autre chose. » — « Je n'irai plus; mais j'aurai droit de dire que leurs désirs de guérison, en faveur des malades, me sont suspects. » — « C'est pourquoi cette Lettre est écrite au Sénat, qui a besoin de savoir où en est la question soumise à son étude. »

* *
*

— » Après cette Sommation ou mise en demeure, par moi faite et rendue publique, — je n'ai plus qu'à me fier au bon sens du public lui-même, pour en donner la conclusion :...

— « Si l'*aliénation mentale* se guérit par la simple parole, il est clair que messieurs les médecins ne la peuvent pas guérir... par les médicaments « *intoxicants,* » — dont ils usent pour l'estomac. »

— « Avis donc, en passant, aux médecins eux-mêmes, que c'est eux qui font la *folie* incurable, quand, étant, par malheur, simplement *aliéné*, on est soumis à leurs « *médecines.* »

* *
*

— « Pour les asiles publics, la question est fort grave; car ils se multiplient de telle sorte que, si l'on n'y prend garde, il en faudra bientôt tout autant que d'hospices, — et partout. »

Cependant, par l'asile Sainte-Anne, fait pour l'observation, j'espère bien démontrer que tous les incurables peuvent s'utiliser.

Une grande partie peut travailler.

Les petites Divisions, dites d'attente ou bien d'observation première, sont le premier chemin de la bonne clinique. M. le docteur Lucas sait bien qu'il ne peut pas toujours mettre, dans ces lieux-là, tous les malades, que chaque jour la Préfecture envoie. Or, cependant, ceux qu'il y met, sont-ils là mieux soignés, ou bien plus vite guéris? — « C'est une simple observation, que je voudrais voir éclaircie par un petit bout de statistique. »

— « Moi, je dis, par avance, que les malades mis là... ne peuvent plus guérir. »

— « Les petites Divisions ne sont bonnes que pour les incurables constatés. »

— « L'isolement, enfin, est vicieux. » — « Il n'est bon que pour les Furieux en démence. »

— « Et puis, pour quelques-uns, « les *lunatiques*, » au moment des accès, — comme je l'ai vu mettre en pratique à Bicêtre ou à Charenton. »

— « Pour les femmes, la Salpêtrière, au contraire, est une promiscuité intolérable et impossible. »

* * *

— « Il est donc temps que l'Assistance publique, qui recueille des millions, — parce qu'elle est l'assistance publique, avise à quelque bien,... dont elle a d'ailleurs l'intention ; » — « c'est de ne séquestrer que les fous dangereux. » — « Pour cela, le travail doit être facilement procuré et offert à tous ceux qui le veulent, en tous degrés, — les hommes comme les femmes, — « en tous asiles ; » — « et, si l'on doit défendre toutes les promiscuités, — les salons, les gymnases, les concerts et les bals, enfin, tous les moyens de bonne Education, pour le charme des réunions paisibles, des jeux tranquilles et des conversations intéressantes, sans négliger surtout la musique qu'on n'oublie plus, tout doit être employé. — Rien ne doit être, en effet, négligé, pour que les malheureux, qui sont là incurables, soient réellement soignés, « respectés, » — « *bien soignés !* »

— « Il faudra, en effet, qu'on arrive à considérer tous ces Asiles comme des Ecoles... d'*Education spéciale.* »

— « Songez que tous, tant que vous êtes, magistrats, médecins, grands et petits, valets ou maîtres, — tous, tous, vous êtes là capables d'arriver. » — « On y a vu et l'on y voit même des prêtres et des prélats ! » — « Donc, respect aux Elus que le doigt de Dieu touche. »

* * *

— « La Folie, ce n'est pas ce qu'un vain esprit pense. »

— « Mais, ce n'est pas non plus curable aux ignorants. »

— « Je n'en parle ainsi que pour *mémoire* ; mais aussi, pour qu'on la respecte et la soigne avant tout. » — « Cette Education-là, c'est un devoir social. »

— « Et, que petits ou grands sachent bien que, dans la Nature, c'est un mystère que cet état ! » — « mais un mystère terrible, que la Science pourtant doit bientôt dévoiler, et qu'alors, *elle* supprimera. »

— « En attendant, respect! bienveillance et respect! » — « Car tous, tous, jeunes ou vieux, sages ou non, intelligents ou sots, et quels que soient d'ailleurs vos fonctions ou vos titres, et quels que soient vos noms, — tous, tous, vous y pouvez venir... à l'asile en question.» — « L'Esprit souffle où il veut, c'est le mot d'Evangile. »

— « Charenton commencera notre meilleure formule,—quand on le disposera.... comme Ecole *nouvelle* pour les Enfants. »

*
* *

— « L'aliénation mentale se multiplie; mais on peut l'enrayer, et; ainsi, la guérir, ou au moins l'empêcher de nous conduire, comme on le fait, aux « folies incurables. » — « C'est justement ce qu'aujourd'hui je veux, tout d'abord, dire à la Médecine et au Sénat, pour, — qu'averti, chacun avise. »

— « Prochainement, j'ajouterai d'autres explications,— selon les commentaires qu'à ma Lettre on fera. »

— « Et, peu à peu de même,—pour le public et pour le bien de tous, — les Preuves que je veux seront. »

JULES ALLIX,

45, rue de Lille.

Paris, le 8 juillet 1867.

NOTA. — Pour certains faits que la Science a besoin d'apprécier, en même temps que pour éviter des démarches inutiles, en cas d'Incurabilité dès longtemps constatée, je déclare m'en référer à l'avis du Docteur EMILE ALLIX, mon frère, demeurant à Paris, rue des Saints-Pères, n° 3, — avec lequel, d'ailleurs, je prie MM. les Médecins de vouloir bien conférer, s'ils désirent cependant que j'essaie, — en ces cas, — de guérir leurs malades.

COMMENTAIRES ET RÉPONSES

Depuis la première publicité donnée à mon Annonce de la Curation de l'*Aliénation mentale*, il s'est passé environ quinze jours, du 31 juillet au 13 août, jour où j'écris ces notes, que je désire consigner.

Je n'ai pas à dire ce que j'ai fait pour la Publicité.

Ma Brochure a été envoyée à plusieurs Journaux et mise en vente chez des Libraires.

J'ignore si la Presse s'en est occupée. Je ne puis pas, chaque jour, lire les journaux pour en suivre la polémique.

Je commence un Travail, — « qui a nom *Curation*, » — et pour lequel je sais qu'il faut quelques années.

L'aliénation mentale étant une chose grave, je sais bien que bientôt tout le Public s'en occupera.

Ce que je désire faire maintenant, c'est de préciser quelques observations que le Public m'a faites.

J'appelle le Public ceux qui m'ont parlé, à moi-même; car je ne tiens pas de compte des observations que j'ignore, ni de celles qui sont faites sans m'arriver, d'une manière ou d'une autre.

— « Moi, tous ceux dont je parle, je leur fais parvenir l'imprimé qui les concerne, ou les préviens par lettre. »

La forme, que j'ai prise pour ma publicité, est une garantie pour tous, contre l'erreur, en faveur de tout le monde.

Pour les faits *antérieurs*, que j'aurais pu citer, on aurait pu discuter ou médire.

Pour les faits plus récents, je ne veux pas citer des « *noms*. »

Pour les faits *à venir*, le public étant prévenu, — j'aurai, moi, garantie qu'ils seront *observés* avec quelque attention; car j'ai fait parvenir ma Lettre à Monsieur le Directeur de l'Assistance publique, ainsi qu'à Monsieur Haussmann, Préfet de la Seine, le Protecteur tout naturel des Asiles d'Aliénés.

Ces messieurs sont prévenus que les asiles sont contagieux, et que la guérison — d'une grande partie des malades, qu'on y mène, serait facile par la simple Parole, — si on me les amenait, ou bien si, près d'eux-mêmes, avant l'asile, je pouvais être appelé.

Le temps ne sera long — que l'occasion ne se présente, car les cas sont nombreux, dit-on, par ces jours de chaleur, et je veux ajouter... « *d'Influences sans nombre*, » que Paris doit bientôt avoir à supporter.

* * *

On sait que, dernièrement, j'ai parlé de Comètes et de leurs Influences. — Eh bien, l'on va savoir que Paris en verra une Nouvelle prochainement, dans deux mois environ, en octobre prochain.

Si ce n'est pas Paris qui la constate ou qui la voit, c'est lui qui en aura l'influence à subir.

Les lieux, d'où l'on peut voir les astres chevelus en question, ne sont pas ceux qui subissent l'influence.

Enfin, le temps viendra... des faits que ma Science a prévus ; je n'ai pas besoin d'aller vite.

Mais, je date ceci du 13 août 1867, pour que, le temps venu, les événements soient appréciés.

Je dis donc que, en octobre prochain, il y aura constatation d'une comète nouvelle, — dont l'apparition correspond aux trois comètes dont, autrefois, j'ai pu parler.

Et j'ajoute qu'il y a chance de penser que, d'ici là, vers le milieu de septembre, du 10 au 20, par exemple, il se passera des Evénements, que l'on pourra fort bien lui rapporter après.

Je prie qu'on se souvienne que, l'an dernier, à pareil jour, on a ressenti en France un « long » tremblement de terre, dont les troubles sont constatés. Je désire qu'on remarque que, depuis cette époque, les volcans de Kameny n'ont pas cessé de fermenter, de telle manière — que d'autres mouvements terrestres ont été ressentis.

J'annonce qu'on reverra les soulèvements, qui ont été déjà vus — entre la Sicile et l'Afrique.

Enfin, j'ajoute un mot : — 1867 est la fin d'une crise planétaire, — d'où la comète, en octobre prochain, sortira *triple* et *unifiée*.

Je ne suis pas certain si les savants voudront le croire, mais je sais bien qu'ils n'ont pas le pouvoir d'en fausser la réalité.

Et je prends date, au profit de la Science, contre tous leurs *on dit*, leurs hypothèses insignifiantes, ou leurs pauvres raisons — insuffisantes.

Cette Note, ou ce Fait, que je glisse à dessein dans ma brochure, pour lui donner date certaine, est utile pour beaucoup de choses, que je veux expliquer après.

Aujourd'hui, je n'ai pas le temps d'expliquer *pourquoi* ni *comment* je puis savoir ces choses. Tout viendra plus tard en son temps. Les *Courants de la Vie* sont un mystère, — qu'il faut comprendre, pour aborder ces Etudes nouvelles, et je n'ai pas souvent l'occasion à saisir... « d'annoncer des comètes. »

Je l'ai fait déjà plusieurs fois, le public s'en peut souvenir.

Si, cette fois encore, la constatation vient à l'appui de mon annonce, j'aurai le droit de dire... « que mes Explications ont pour elles... les Preuves. »

***

Passons aux faits notés — pour ma Publicité de la Curation des Aliénés.

Je ne sais pas ce que la Presse en a pu dire.

Je n'ai pas eu le temps de vérifier.

Je sais d'ailleurs que je n'ai, moi, fait que l'Annonce, — et que divers journaux en ont parlé ; mais que ce n'est encore qu'annonce.

Il faut bientôt venir aux faits, — « et j'y viendrai. »

— « Les Aliénistes doivent bien s'attendre, — que je leur montrerai qu'ils ont, eux, le Devoir de vérifier mon Dire. »

Pour les faits que je sais, ne trouverait-on pas étrange que je puisse indiquer... la guérison de telle ou telle personne ?

Les médecins voudraient-ils vérifier la chose, — ou chercher mon Diplôme ?

En supposant les faits, voudraient-ils croire — que je ne fais rien autre chose que de *Causer,* — quand je guéris?

Enfin, serais-je, moi, garanti de leurs bonnes intentions pour moi ?

—«Les faits qui font courir au « Zouave Guérisseur » sont encore trop nouveaux..., pour que, moi, je me fie... aux bons vouloirs qui le protégent; mais, je sais bien *pourquoi*, *comment*, et puis... oui, oui, je sais bien *quand* ces choses-là sont possibles.»

***

Il y a, dans la Nature et dans le Temps, des Epoques critiques de la Vie générale, comme il en est, dans l'Age, pour la vie des Individus.

Ce serait, pour l'Histoire, une Etude fort intéressante que la recherche de ces crises; mais elle n'est pas mon but ici.

Néanmoins, Jésus-Christ marque une de ces Epoques.

L'Ere moderne date de lui.

C'est la *foi* à l'Esprit que son œuvre d'alors représente.

— « Je veux dater, pour moi, la *Science* d'Esprit. »

— « *Foi* et *Science*, comme on sait, sont les deux Pôles de toutes les connaissances humaines. »

Et, ces deux Eléments de la conscience sont en lutte, sans rien changer pourtant aux données de la Vie, — où, tous, nous évoluons,—depuis que nous pouvons bégayer nos noms sur la terre.

Si je ne tenais pas à aller peu à peu, j'énoncerais ici quelque bon *Théorème*, — au point de vue... « Création; » mais je l'ai fait ailleurs, — autrefois, à Bruxelles; — j'ai pris date en ce temps. — « Passons donc. »

Foi et science étant deux pôles, — en mode inverse ou opposé, — « je les prends pour moi tous les deux, de sorte que je suis avec eux, « avec eux deux, » en contact et d'accord. J'accepte et concilie ces deux Extrêmes, dont j'explique et sais le« Rapport,» — « l'Elément mixte intermédiaire, » — « la Vérité même, ou la Vie. »

— « Enfin, le Rapport en question, c'est l'Ame humaine, dont l'Immortalité, sur la terre, est le but; » — « car l'Esprit Eternel est ce qui fait la Confusion dont l'humanité souffre.» — «Passons sur ce sujet: « *Corps*, *Esprit* et puis *Ame*, » ce sont bien les trois termes, qu'il faut chercher et préciser pour se connaître, et c'est bien là la Base où tout est confondu. »

— « Pour la Philosophie ou la Médecine, aussi bien que pour la Religion, — comme pour tout le monde ensuite, — et par une conséquence naturelle, — la confusion nous vient de ce qu'on ne distingue pas entre Esprit et puis Ame. » — « On ne nie pas le Corps; — « on confond seulement entre l'Esprit et l'Ame, et, de là, Toutes les erreurs. »

— « Retenez bien qu'Ame-Esprit, Esprit-Ame sont deux Etres distincts;» — « que je dénomme ainsi, moi, pour les distinguer, en même temps que pour les unir; car je puis les nommer Esprit-Lui, Esprit-Elle, — ou bien même seulement *Esprit* et *Ame;*» — «mais, j'aurais peur encore que les sens attachés à ces mots, dès longtemps, ne vous les fissent confondre. «Je précise pourtant, en disant que, pour les Esprits, — dont les sexes autrefois n'étaient pas distingués, parce que c'est le sang qui constate les sexes, — il faut qu'on ait des mots qui précisent les sens. Esprit *bleu*, Esprit *rose*, c'est le fait naturel; l'un est le masculin, l'autre, le féminin; l'Un, *animus*, l'Esprit; l'Autre, *anima*, l'Ame ou la Vie, — l'Esprit-Ame, en un mot, ou l'Esprit féminin; — «Donc, en Définitive, deux Termes, ou, si l'on veut, deux Pôles, — dont le Rapport ou l'Union donne... le Corps, — Unité *mixte*, ou Trinité en Unité, » — « voilà la VÉRITÉ! : »

— « Trois Termes réunis, — qui font l'Unité-Homme! »

Ceux, qui ne sont capables de comprendre cette formule, peuvent se dispenser de rien chercher de plus. Ils ne sont destinés qu'à la foi, ou l'erreur; — car le Doute n'est rien... qu'un chemin, où la Vie... tôt ou tard finira,... pour montrer que l'Esprit est lui-même... «Eternel,» — « et que ceux qui le nient, en passant cependant, sont dans les chemins bas... « des Ténèbres » appelés *Négation.* »

Donc, ne pouvant comprendre la Vérité réelle, courbez-vous dans la Foi, — « C'est ce qu'on vous conseille.»

Si vous niez seulement, songez que Négation, ce n'est rien ou Néant.

Si vous ne savez pas, écoutez ceux qui savent, et qui, pour démontrer la Vérité qu'ils savent, commencent simplement par leur « *Affirmation*,»... du Théorème à démontrer.

— « Moi, j'affirme la Curation de l'Aliénation mentale — «par la Parole.» — « Je dis « la mienne ! » Je ne dis pas que monsieur Tel ou tel en pourrait faire autant; — « Mais je ne dis, non plus, que ce je puis faire, je le puisse tout seul, — et, qu'après mon Exemple, d'autres ensuite ne le puissent pas; — « seulement, je veux constater—que je suis l'origine de cette curation-là,—voilà!»

— « Et puis, je veux aussi que la Science dont je parle prenne naissance à moi. »

— « J'ai préludé déjà à ces choses, à Bruxelles ; » — «mais j'ai à faire, maintenant, quelque chose de plus ; « donc, pour ne pas douter, cherchez à vérifier. »

— « Le *Doute* est le mode neutre, ou mixte, entre les deux extrêmes... *Affirmation* et *Négation*.»

— « C'est un moyen de prudence ou de sagesse humaine,... jusqu'aux preuves à chercher. »

— « Dans le Doute, on s'abstient; on ne nie, ni affirme.»

— « Mais, on cherche à savoir, là est le Doute utile ou Mixte ; » — «ou bien, on reste coi, sans nier et sans croire, puis, sans chercher, ou dans l'Indifférence, — c'est le mode Neutre ou Inutile.»

— « Moi, mon Affirmation, elle est précise ! »

— « Si l'on se borne à nier, — moi, je rirai des niais, — qui croiront ou qui pourraient croire — qu'une Négation est quelque chose. »

— « Et, le temps se faisant, j'aurai bien l'occasion de montrer aux médecins, que, si le Doute premier est pour eux la sagesse, leur Devoir est aussi de vouloir vérifier. »

— « En fait, moi, je prouverai que leurs malades sont leurs victimes, — s'ils voulaient rester sourds « aux Vérifications ! »

— « Et nul alors ne pourra dire... qu'il ignore ou n'est prévenu. »

***

— « Mais, que ne citez-vous les faits que vous savez ! » — « nous pourrions ainsi apprécier. »

— « Je ne suis pas bien sûr que vous le vouliez. »

— « Et puis, je le comprends, avec vos préjugés, c'est difficile. »

— « Et puis, encore, je ne veux pas que l'on puisse contester. »

— « Il me serait, d'ailleurs, désagréable d'entrer dans les explications qui concernent le diagnostic. Ce serait bien trop long. »

— « Et, quant aux guérisons, je ne puis pas me contenter des initiales des noms. »

— « Je veux que les médecins, qui profiteront de mes conseils pour leurs malades, soient eux seuls dénommés, et que, par là, la guérison que j'obtiendrai porte avec elle, par leur présence, sa garantie... d'un malade *aliéné*,... guéri par moi, — tout simplement par *la parole*, — « et sans aucun médicament. »

— « On comprend bien que, de la sorte, le médecin qui viendra, lui, pour me consulter, constatera ainsi la maladie lui-même. » — « C'est, pour la science, la garantie,... que c'est un cas classé — d'aliénation mentale. »

— « Quant à la guérison que j'en ferai, j'aurai, moi, l'assurance de l'authencité indiscutable, par la consultation et par la présence même du médecin qui viendra. »

— « Est-ce compris, enfin, que je ne citerai, moi, que les cas authentiques... qu'un médecin aura vérifiés ? »

— « Il est pourtant des cas, — que je puis accepter comme « *Probants*, » et « *Possibles* : » — ce sont ceux où la maladie est de « *notoriété publique* : » — mais, je ne puis forcer les familles, en ces cas ; — « et, si j'accepte de Guérir, je ne puis pas pourtant m'imposer à personne. »

Eh bien, je le déclare, j'ai fait ce que j'ai pu pour que quelques cas très-notables fussent au moins prévenus. Je sais bien qu'il faut à toute chose un temps moral pour se produire. Je n'accuse personne de tiédeur ou d'oubli; — mais, je suis étonné de rester sans réponse, au moins de deux côtés, — « car, les choses officielles sont toujours, pour la suite, plus ou moins importantes.»

* * *

Enfin, pour terminer par une Explication nouvelle, je veux citer ce qu'on m'a dit, pour y répondre, ou l'approuver.

....

— « D'abord, c'est un magnétiseur ami, qui m'a montré des noms et puis cité des cas, — qu'il disait... « *Caractérisques*, » — de folie ou de mal.... Je pourrais les narrer; ils viendraient à l'appui de mes Idées, à moi. » — « Mais, à quoi bon chercher à prouver, par le raisonnement, que je puis réussir, quand j'ai fait sommation, d'avoir à vérifier... mon Affirmation, — « à ceux-mêmes — qui sont responsables? »

— « Quand j'aurai, moi, fourni mes Preuves, — pour expliquer les faits, on en dira ce qu'on voudra. Moi, je donnerai aussi mes Explications. »

— « Et, sans doute, qu'elles vaudront tout autant que les autres; car enfin, si j'annonce que « je guéris, » sans condition et gratuitement — par la parole, et sans médicament, croyez bien qu'il se trouvera des gens assez sensés... pour, en ayant malheureusement besoin, vouloir un jour le vérifier. »

— « Alors, commencera pour moi la période des Faits.»

— « D'ici là, j'aurai la Patience... et la Prudence aussi... de ne rien publier. . que pour faire vérifier.»

— « Ainsi, que l'on me dise que les noms ont une influence sur les caractères et les idées, et, qu'à l'appui, l'on me cite des cas nombreux de folie « dans une famille *Didiot*, » — dont plusieurs membres, m'a-t-on dit, ont été atteints de maladie, — cela n'a rien qui me surprenne; car je sais, en effet, que les noms sont des signes d'Idées, et que les idées sont quelque chose dans l'Esprit; mais je répète, moi, que je n'attache pas, pour cela, ni pour la guérison, d'importance à un mot plus qu'un autre, ni à aucune formule quelconque de Prière ou d'Invocation.» — « Ce n'est pas un effet de « *Vade retrò Satanas* » — qu'il s'agit d'opérer. » — « Monsieur le Docteur Baillarger, quand je lui en parlai, m'a demandé « quelles Paroles je prononçais. » — « Il n'y pas nécessité de se servir « *d'aucune Parole sacramentelle.* » — « C'est un effet physiologique, qu'il faut produire sur l'entendement humain, et le système nerveux, — « qui y *conduit*, ou qui en *vient*. » — « Retenez que cette expression est mise là, très à dessein, pour attaquer, contre les médecins et la médecine, toute la doctrine dite *l'Innervation*, — qui est fausse en physiologie. »

— « Or, si la Physiologie, dite de l'innervation, est une fausse doctrine, quelles conséquences malheureuses ne doit-elle pas produire, — pour les cas de maladies nerveuses, aussi bien que pour les autres ! — Là est le fond de la question scientifique avec les médecins, malgré l'autorité des expériences modernes de M. Flourens, ou d'autres, sur les canards, les quadrupèdes, ou autres animaux. » — « On ne comprend pas, en effet, qu'il faille tant d'efforts et de recherches pour distinguer, dans l'organisme, la substance *blanche* d'avec la substance *grise*; que l'on puisse reconnaître qu'il y a deux éléments à satisfaire, — *la sensation*, qui va vers le cerveau, et puis, *la volonté*, qui en doit venir, et que l'on trouve, par suite, deux courants nerveux bien distincts; tout cela,... pour conclure que l'innervation est unique, c'est-à-dire que l'influence nerveuse vient uniquement du cerveau vers l'organe. »

— « La vérité, c'est que la forme de la vie organique nerveuse, c'est l'influence mutuelle; donc, l'échange d'influences entre les organismes, différents et distincts, dont le corps se compose; »

— « C'est que l'innervation ne comprend et n'indique que les effets nerveux, qui émanent du cerveau, tandis que le fait vrai, c'est qu'il y a deux systèmes nerveux : le système *gris*, dont le courant *monte* au cerveau, pour y porter la *sensation*, et puis le système *blanc*, dont le courant *vient* du cerveau, pour rapporter *la volonté;* et, qu'entre les deux chemins nerveux, aux deux extrêmes, sont, d'une part, le *cerveau*, en effet, l'un des pôles, — qui est lui-même un organisme très-multiple, et puis, de l'autre, tous les organes différents et divers, — dont la base est le sang, et dont le *cœur* est aussi type, ou bien organe polaire, opposé et distinct du pôle dit le cerveau. »

— « Qui ignore, en effet, que les maladies mentales n'ont que deux causes : « le *cerveau* ou le *cœur* ? » — « Qui l'ignore? — eh bien, tous les médecins, — qui, sachant que les substances nerveuses sont *grises* ou *blanches*, — croient cependant que la *seule innervation*, c'est-à-dire le courant nerveux du cerveau *vers* le corps, est le seul et unique mouvement du système. »

— « Leur erreur, c'est de dire que l'innervation a deux routes, la substance grise et la substance blanche. »

— « En fait, la vérité, c'est le double courant nerveux, l'un qui va, l'autre qui vient; — le mouvement sensitif qui monte et le mouvement volontaire, qui descend, le va-et-vient de la vitalité; — en un mot, « la *Circulation nerveuse*, » dont j'ai déjà parlé dans mon livre VALE, publié à Bruxelles en 1859. » — « Mais, j'aurai occasion d'en parler plus longuement bientôt. »

— « En fait, donc, il est clair que, si la médecine et les médecins ne guérissent pas les *maladies mentales*, puisque les intentions n'en sont pas cause, c'est que leurs théories ne sont pas suffisantes. »

— « Eh bien, je le leur dis tout simplement, leur théorie physiologique, dite l'Innervation, est une théorie fausse. » — « Il faut faire à nouveau l'étude de ce point, et je me charge de prouver que la *circulation* nerveuse, qui suppose les doubles courants, l'ascendant gris, l'opposé blanc, est la vraie vérité, donc, l'unique. » — « Mais ce n'est pas encore le temps; et puis, cette connaissance, au point de vue des maladies qui nous occupent, n'a que peu d'importance. »

— « Il est certain qu'il faut aussi arriver aux détails des « localisations » des facultés, — comme des sentiments. »

— « Il est encore certain qu'il faut bien distinguer la nature des agents dont on use pour les impressions à produire ; » — « et, bref ! puisque c'est la parole qui fait la guérison, il m'est facile de l'obtenir, mais, pour vous l'expliquer, il faut quelques détails, — puis des Explications, que beaucoup de médecins, qui ont pour base de leurs études, l'innervation, cause première de leurs erreurs, — cause fatale ! ne sauraient pas encore comprendre. »

— « En attendant, je leur proclame fausse leur théorie de l'innervation ; » — « Nous verrons après pour les suites. »

— « Mais ils sont avertis que, leurs erreurs ayant leurs causes, — je me propose de les dire. » — « Je n'ai pas la pensée de poser ma Doctrine comme un fait de « *Miracle.* » — « Je veux poser mes Faits, peu à peu, c'est bien vrai; mais, peu à peu de même, je saurai bien aussi montrer les causes du mal. » — « Or, je sais bien que, pour les théories du mal, nul ne pourra nier les recueils imprimés dont les noms sont connus. » Ce qu'on discuterait et gênerait, par erreur ou par préjugé, ce sont les éléments nouveaux du Bien que je veux faire et de la Vérité que je veux développer, —voilà pourquoi je suis prudent, en commençant. — «Mais, laissez faire le temps, quelques semaines, et quelques mois, — d'abord, et puis après, quelques années, — et vous verrez alors ce que sera devenue... « l'*Affirmation première,* » que je publie en ce moment. »

— « Patience donc, et comptez que je n'ai abordé cette publicité, — que pour la continuer... « jusqu'à la Curation complète — des malades dont j'ai parlé.»

Mais, en parlant du Magnétisme, l'un de ces messieurs, dernièrement, m'a montré des effets que je n'avais pas encore vus, et qui démontrent l'idendité des effets magnétiques et des effets spirites. J'en prends acte, et le reconnais : ce ne sont, en effet, que des degrés divers... d'un seul et unique phénomène,... — « *La Force-Esprit.*»

Et le même, cependant, qui guérit par le Magnétisme, — et sans savoir comment, m'a demandé à voir, — ce qu'il disait ne pas comprendre, c'est-à-dire le moyen que je veux employer,... pour guérir, a-t-il cru, comme il guérit lui-même. Je me suis mis à sa disposition; mais je répète formellement que, sans rien préjuger des doctrines magnétiques et spirites, qui, au fond, ne sont qu'une, je répète, dis-je, que rien, dans ma Pratique, ne s'y rapporte. Je n'empêche pas les vérités de ces deux choses d'être des vérités, — dont la foi est la base, — mais, je ne m'en contente pas pour moi, je n'en use pas, je n'en fais pas usage, — pour mes cas de guérison: — « c'est bien clair. »

— « Or, vous voulez savoir comment je m'y prendrai; —je vous l'ai dit : — « Je causerai avec le malade même, et puis je l'écouterai. » — Ce sera une conversation, sur un sujet ou l'autre, ou sur la maladie, selon que le médecin aura jugé le cas. Je ne sais pas ce que je dirai, ni ce que le malade lui-même me dira. Je n'ai pas, enfin, à *forcer* ni sa volonté ni la mienne. Je n'ai pas de formule précise, que je veuille indiquer.» — « *Au nom de Dieu*, comme les spirites, c'est le vieux monde et le passé. » — « Sans s'en douter, — puisque le christianisme a posé la formule : *Au nom du Père, du Fils, du Saint-Esprit*, — « c'est-à-dire, celle de « *Trinité,* » — « il est clair que le *spiritisme* est remonté, vers le passé, au Dieu unique et antérieur, l'Etre Eternel Esprit. » — « La distinction de l'Unité-Trinité étant toujours un peu mystique, — je vous déclare que, moi, je n'ai recours qu'à moi, et que je ne fais enfin rien de « *miraculeux*. » — « Mais, les Invocations et leurs faits sont possibles ; c'est la Doctrine du Spiritisme, ainsi que des Religions ; je ne les nie pas ; seulement, je déclare que je ne m'en sers pas. »

— « Je guéris, moi, directement, par la Parole et par moi-même. »

— « D'ailleurs, pour le prouver, voici ce que je ferai :

— « Le malade, présenté par un médecin ou sa famille,

J'écrirai devant lui — ce que l'on me dira.

J'écrirai, de même, devant eux, ce que d'autres présents diront.

Je ferai enfin le procès-verbal de nos conversations mutuelles.

Et, le *malade guéri*, — « la conversation elle-même, publiée, fera foi, par elle-même, du cas guéri et des mots employés. »

— « En certains cas plus favorables, je montrerai — ensuite que la parole écrite, ou la correspondance, peut suffire pour la guérison ; mais, je ne le veux faire que plus tard, voulant poser, d'abord, le fait fondamental, la Parole, comme moyen d'action sur l'Entendement humain.»

— « L'impression de la parole, par la Lecture ou l'Ecriture, n'est pas la même, on le sait bien, que l'impression par la Diction, — « ou l'*oraison*, » — *oratio*, — comme disaient les anciens, dont les Religions ont fait « *Prière*. »

— « Mais, néanmoins, de nombreuses guérisons sont possibles par la simple correspondance ou l'écriture, qui, on le sait d'ailleurs, n'est que « *la Parole écrite*. »

— « Laissez donc s'établir le fait fondamental, les guérisons premières de la parole simplement ; vous verrez après quels usages, quelles modifications, quels procédés nouveaux on pourra rechercher. » — « Du daguerréotype à la photographie, jugez.»

— « Car la photographie, — que je veux ici invoquer à l'appui de ma Thèse, — c'est un fait capital, — qui prouve que la Substance-Lumière est toujours en mouvement, — et que, de plus, elle a puissance d'agir assez énergiquement pour dessiner sa propre image. »

— « Si la Lumière-substance a cette puissance-là indiscutable, — est-ce que le son, lui, n'a pas quelque puissance aussi sur son organe, l'oreille, et l'Entendement-Esprit, — où elle conduit? » — « Mais, je sais bien que l'entendement humain ne se juge pas seulement par les choses que l'on *dit*, et que celles qu'on *fait* y répondent aussi. » — « Alors, n'allons trop vite, et laissons là les Actes. »

—« Mais,... j'expliquerai après « les *folies incurables*, ainsi que les « *idioties*. »

— « Si j'ai dû distinguer « les cas *curables* des *incurables*, » c'est que j'ai voulu réserver, — pour plus tard, les explications — des maladies mentales — du système Volonté, — en rapport avec d'autres faits... que la science actuelle n'ose pas regarder. » — « C'est la Constitution vitale elle-même, — la Création, enfin, qu'il faut envisager, pour ces études-là, et je n'en parle pas, d'abord ;» — « mais j'y viendrai, et je l'annonce. »

Aujourd'hui, j'ai fini ces premiers Commentaires.

J'ai répondu à quelques-uns que mon annonce avait fait faire ; — « j'attends les autres; nous verrons. »

Dans tous les cas, la question est posée.

La Contagion des asiles d'aliénés est un fait établi, — qu'il faudra bien qu'on vérifie. —

Et l'on reconnaîtra aussi que ces Contagions-là ne se bornent pas à sévir... dans les murailles des Divisions qui les composent.

Mais, patience! — « Le Sénat, qui, l'année prochaine, doit étudier cette question, aura bien quelques faits à savoir d'ici là. »

— « Chaque jour, peu à peu, mon Livre prendra Corps, et mes Publications auront, d'ici ce temps, déjà fait quelque son — autour de ses oreilles, — « de telle sorte que, quand arriveront les Pétitions relatives à la question, il sera bien forcé d'y prêter attention. »

Je ne suppose pas, pour personne, — de mauvaise intention ; mais je sais les erreurs nombreuses, — les préjugés, vulgaires aussi ; patience donc.

Aujourd'hui, le 14 août 1867, c'est la veille de l'*Assomption*; je voudrais bien écrire ce mot, et puis poser cette question :

— « Laquelle ? »

JULES ALLIX.

P. S. Il est des événements qu'il faut savoir envisager de haut et étudier longtemps pour les comprendre. Je *prends date de ces deux jours*, 15 août 1866 et 15 août 1867. — Les événements qui s'y rapportent sont historiques; mais je les note. — «L'eau et le feu sont opposés, mais ils s'unissent dans les orages.»

— « en 66, ce fut de l'eau ; en 67, on eut l'orage; en 68, que verra-t-on?...»

— « Oh! l'*Assomption*! »

— « C'est qu'en effet, l'Assomption est formule des Courants de la vie qui montent vers l'Esprit. »

— « Et que... c'est vrai aussi, que deux courants qui se rencontrent, — par leur choc, en font un troisième, d'où... l'Assomption, ou bien la chute, selon qu'on monte vers l'Esprit, ou que l'on tombe au précipice. »

— « Or, le Précipice, quel qu'il soit, est toujours, aussi lui, un moyen d'Assomption, — « puisque la mort, en libérant l'Esprit du Corps, le rend au Ciel ou Firmament, qu'il s'est donné, pendant sa vie, par les actes qu'il a produits. »

— « C'est pour cela qu'en finissant les notes ci-dessus, pour en fixer la date, j'avais posé cette question : « De quelle assomption s'agit-il ? »

— « Ayant eu deux observations, en modes Inverses ou Extrêmes, l'eau et le feu, — « j'attends la conclusion, en Trinité, pour 68 ; » car c'est pour moi une formule connue, que deux Extrêmes donnés, on peut toujours, après, en conclure le Rapport, ou le mixte-Produit. »

— «Alors, quelle conclusion donneront ces Prémisses ?...Quelle Assomption ?»

— « Il est clair que cette question n'a pour but que de faire savoir que, pour les Evénements célestes, il faut savoir les rechercher et les prévoir longtemps d'avance. »

— « Que, si l'on dit seulement : « Nous voyons ceci, nous voyons cela; » on ne constate ainsi que les seuls résultats. » — « C'est un office de Lunettes, où l'intelligence ne fait rien. »

— « Autre chose est un peu d'annoncer les comètes — que de les regarder. »

— « Il est vrai que ceux qui les voient ont parfois le toupet de leur donner leur nom, sans s'inquiéter le moins du monde des Esprits qui les font. » — « Pour la comète d'octobre, il y a bien longtemps, que je l'ai dénommée « *ma Comète*; » — « mais je ne réponds pas que plus d'un astronome n'a pas fait comme moi,... quelque comète en sa vie d'homme. » — « Celle donc qu'on va voir, je la connais, — pour l'avoir faite ! » — « Je ne veux pas qu'on dise, quand on la constatera, que je parle comme un prophète, — « la bouche ouverte ! » et sans savoir pourquoi. » — « J'ai mes motifs à moi, pour parler de la sorte; » mais patience ! Je ne désire pas en rester aux nuages. »

— « Quand je les Expliquerai, tous les motifs que j'ai, les rieurs, ce jour-là, se mettront tous de mon côté. » — « En attendant, moi seul, je rirai des savants, à qui je fais ainsi, pourtant, quelque niche d'École, — puisqu'ils n'ont pas voulu m'écouter... dans le temps. »

— « Riez, riez, messieurs ; moi, je ris tout autant... des savants-Ignorants. »

— « Bientôt, nous arriverons à nouvelle Période. »

— « Le mal ne se fera que pour se faire guérir. »

— « Moi, je ris pour forcer les oreilles à s'ouvrir. »

— « Et je ris bien aussi de la forme choisie
Pour arriver à faire, moi, ma publicité. »

— « Elle est loyale et nette, au moins, —quoique vulgaire. »

— « Lorsque j'écrivais à quelque Académie,
Sans réponse j'étais, ou j'étais dédaigné ;
J'ai donc pris le parti d'établir l'Imprimerie,
Ma confidente à moi, pour l'authenticité des faits, dont...
Je veux prendre date, — et qu'il faut vérifier. »

— « Oh ! J'y ai bien songé ! les savants sont obstacle. »

— « On va dire : *Prophète* ! ou bien crier : *Miracle* ! »

— « Non, non, calmez vos cris et retenez vos cœurs,
Ne croyez pas sans preuve aux choses que j'annonce ;
Moi-même, je les dis pour les faire vérifier ! »

— « Mais je dis que que j'y songe un peu plus, à l'avance,
Que tous les yeux fixés aux lunettes pour les voir. »

— « Alors, quand on va voir que j'ai raison, et puis... comme, d'avance,
Je puis préciser, moi, les Événements... que l'on va voir,
Je ne sais pas... quelles Explications le public, lui, pourra vouloir. »

— « Dans tous les cas, je suis prêt à tout dire, prêt à répondre à tout; mais, par la presse, pour le public, il faut parler; » — « donc, faut Ecrire ! »

— « Déjà, j'ai vu plusieurs familles qui ont des cas de maladies parmi les leurs, — et qui peuvent fort bien les reprendre aux asiles — pour tâcher de les faire guérir. Il est clair que ceux-là sont des cas authentiques de malades constatés; nous verrons bien; car, si j'accepte un jour de les guérir, et que ces malades-là reviennent à la santé par moi, ce seront des « *Cures* » citables. »

— « Il faut le temps à tout; mais je vais venir aux *Faits* prochainement, soyez-en sûrs. » — « En attendant, la question étant bien posée, » — « L'œuvre de CURATION s'ensuivra, vous verrez. »

Paris, 16 août 1867.

— « Un mot, cependant, sur les ORAGES. »

Quand les savants ont dit : deux nuages chargés d'électricités contraires, l'une résineuse, l'autre vitrée, venant à se rencontrer, il en résulte une explosino analogue à ce qui a lieu pour les deux courants électriques constatés dans nos laboratoires de physique, — où l'on peut faire, sans doute, à volonté, des petits orages en miniature! — ils sont bien heureux de leur science.

Mais, je crois qu'on ne produit, dans les laboratoires en question, que des explosions isolées, c'est-à-dire une étincelle (éclair), et puis un bruit unique (explosion) ; ce n'est pas là l'effet du tonnerre, qui roule et dure, comme l'on sait.

Vos auditions par réflexions, pour expliquer le phénomène, sont des enfantillages.

En fait, la lumière de l'éclair est une *traînée* de feu à travers les nuages, donc, une suite d'explosions, très-rapides pour la lumière et presque instantanées pour les yeux, mais non pas pour le son. Souvent, pour l'éclair, il est facile de constater la progression, ou le mouvement en avant, du zig-zag qu'il décrit. Or, pour l'oreille, cette succession de points lumineux se traduit en une succession de sons, qui ne viennent pas directement, comme fait le rayon lumineux pour nos yeux, mais arrivent plus lentement et par ondulations, selon la direction de l'éclair vu d'abord. La succession des explosions, c'est là le vrai motif du roulement du tonnerre. Le canon, par ses sons réfléchis, forme-t-il un tel son? Les réflexions sont des échos, et les répétitions d'échos ne produisent pas l'effet que nous fait le bruit du tonnerre, qui, lui, représente un roulement gradué, en s'éloignant, comme on dit bien, parce qu'il se produit réellement successivement, en parcourant les nues, et non pas seulement en se répercutant ou se réfléchissant.

Est-ce qu'un coup de canon unique, qui résonne et qui fait écho, en se réfléchissant par les nuages, fait jamais à l'oreille le même effet que le bruit du tonnerre?

Mais, ce point de physique n'est pas le plus important.

On peut chercher aussi les effets chimiques de la foudre.

— « Et ne pas s'arrêter à la *pluie*, ni aux *vents*; mais sonder un peu plus le mystère d'autrefois, dit « Jupiter tonnant. »

Quant aux effets physiologiques, les aliénistes n'ignorent pas que la chaleur et les éclats des temps d'orages sont liés intimement aux Délires de leurs pensionnaires. Sauraient ils dire pourquoi? — Je ne le pense pas. — Eh bien, c'est une Explication qui leur deviendra claire; mais plus tard. Je veux parler physique et chimie seulement, en cette note première, au sujet des orages. C'est une étude météorologique, rien de plus.

Je suppose donc deux nuages en querelles de mouvements, — électrisés différemment, et se choquant, ou bien s'influençant assez... pour qu'à distance ils s'impressionnent.

— « Crac! et cla cla, — l'orage est fait! »

— « L'éclair paraît, le bruit le suit! » — « Est-ce fini? » — « Pas tout à fait. »

www.ingramcontent.com/pod-product-compliance
Ingram Content Group UK Ltd.
Pitfield, Milton Keynes, MK11 3LW, UK
UKHW021027200726
13857UKWH00004B/1626